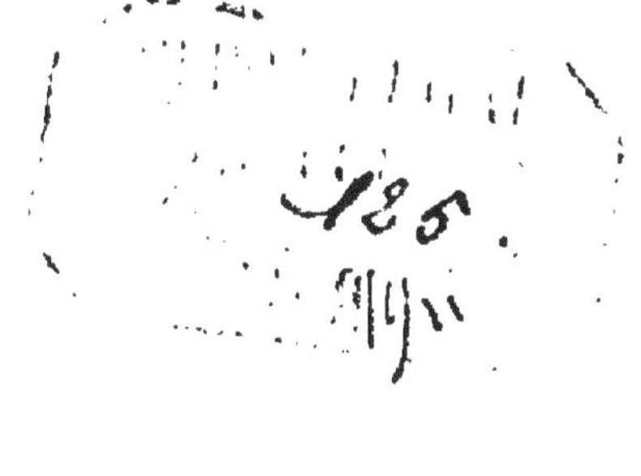

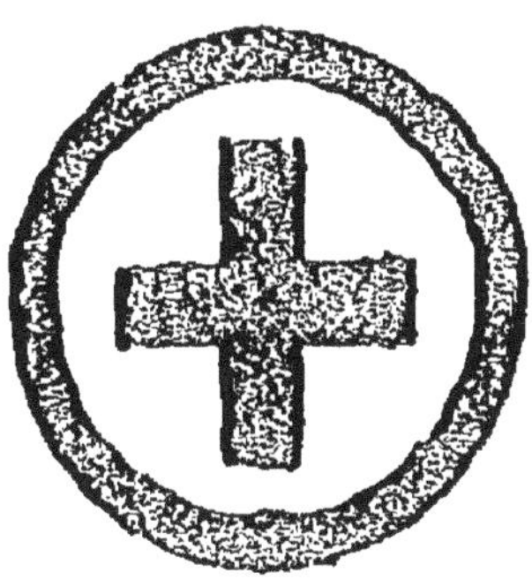

MEMENTO

DU

SECOURISTE

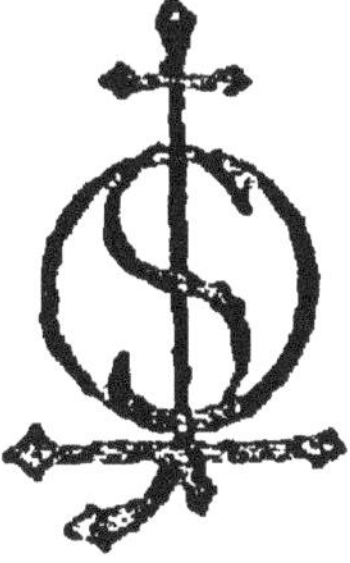

MEMENTO

DU

SECOURISTE

1.

MEMENTO DU SECOURISTE

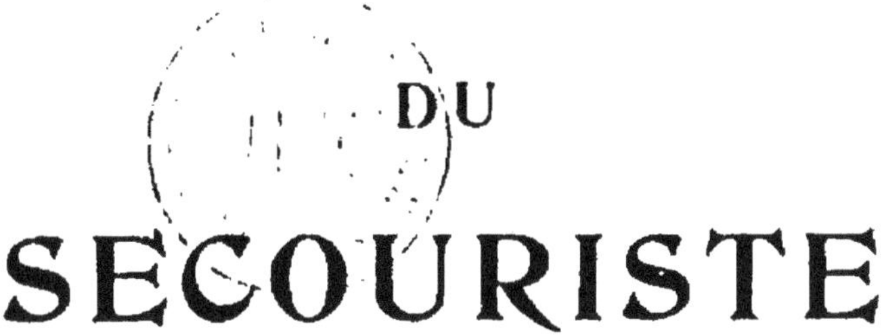

— ·)· —

PETIT GUIDE PRATIQUE

dans les Accidents de la Vie ordinaire

Par un Scoutmaster

Cahors, Imprimerie Coueslant (*Personnel intéressé*)

AVANT-PROPOS

Cette brochure n'est pas un traité de Secourisme, et elle ne dispense pas les scouts d'en étudier un méthodiquement. Nous ne leur offrons ici qu'un aide-mémoire, volontairement incomplet, qui leur permette de *repasser* ce qu'ils ont appris dans leurs manuels en vue de leurs examens, et d'en faire l'application, le moment venu, aux accidents réels.

A tous ceux qui à la maison ou dans la rue se trouveront en présence d'un accident, un coup d'œil sur ces pages pourra apprendre *ce qu'il faut ne pas faire :* tant de cas sont aggravés par les soins de ceux qui croient savoir.

Nom du Scout :

Adresse :

ADRESSES UTILES :

MÉDECINS :   Dr   Rue   No

               Dr   Rue   No

               Dr   Rue   No

PRÊTRES :   M.   Rue   No

               M.   Rue   No

               R. P.   Rue   No

PHARMACIENS : M.   Rue   No

               M.   Rue   No

POSTE DE POMPIERS :   Rue   No

POSTE DE POLICE :   Rue   No

HOPITAL :   Rue   No

CLINIQUE :   Rue   No

CABINE TÉLÉPHONIQUE : Rue   No

TÉLÉGRAPHE :   Rue   No

GARAGES D'AUTO :   Rue   No

                       Rue   No

STATIONS DE VOITURES : Rue (ou Place)   No

CHAPITRE PREMIER

Les Plaies

1. Quel est le rôle du sang ?

Le sang : *a)* transmet la nourriture à toutes les parties du corps ; *b)* amène les déchets des tissus aux organes qui les expulsent ; *c)* règle la distribution de la chaleur dans tout le corps.

2. Quelle différence y a-t-il entre une artère et une veine ?

L'artère emmène le sang du cœur (exception : l'artère pulmonaire); contient du sang pur, rouge, brillant ;

Ses parois contiennent une grande proportion de de tissu musculaire, pas de valvules (en dehors de celles qui se trouvent à la sortie du cœur).

La veine ramène le sang au cœur (exception : les veines pulmonaires); contient un sang impur, noir, pourpre.

Ses parois sont pauvres en tissu musculaire. Des valvules ou soupapes, placées de distance en distance, laissent passer le sang vers le cœur, sans lui permettre de refluer.

3. Quelles sont les différentes espèces d'hémorragie ?

a) Hémorragie artériel'e : le sang vient d'une artère blessée ;

b) Hémorragie veineuse : le sang vient d'une veine blessée ;

c) Hémorragie capillaire : le sang vient des capillaires blessés.

L'écoulement du sang est externe ou interne.

Les principales hémorragies internes sont les suivantes :

1. Le sang vient de l'estomac : vomissement de sang ;
2. Ou des poumons : crachement de sang ;
3. Ou du nez : saignement de nez ;
4. Ou il s'écoule *dans* le cerveau : apoplexie.
5. Ou à *la surface* du cerveau ; compression cérébrale.

4. Comment distinguer une hémorragie veineuse d'une hémorragie artérielle ?

Hémorragie veineuse : sang foncé, coulant par nappes.

Hémorragie artérielle : sang rouge vif, jaillissant par jets saccadés.

5. Qu'est-ce qu'un tourniquet ?

Un tourniquet est un moyen violent d'arrêter les hémorragies importantes. Pour faire un tourniquet ou garrot, prendre un mouchoir ou un linge quelconque, le plier en cravate, le nouer par le milieu ; placer ce nœud à l'endroit convenable sur le parcours du vaisseau sanguin coupé, nouer autour du membre, sans le serrer, les extrémités du mouchoir (nœud droit) ; dans

l'espace libre entre le mouchoir et le membre, intro-
duire un objet rigide pouvant servir de levier, règle,
morceau de bois, canif, clef, et tourner comme un
robinet. La torsion serre le mouchoir. La continuer
jusqu'à arrêt du sang. Mettre alors un second lien qui
maintienne le levier en place et empêche le garrot de se
détordre.

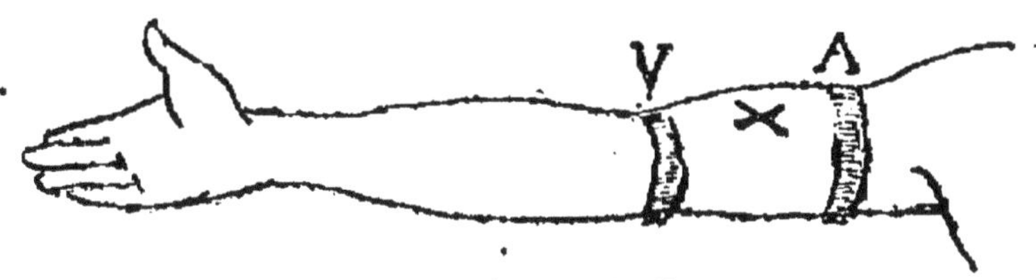

*La blessure siégeant à la ✕ si l'hémorragie est vei-
neuse, appliquer le tourniquet en V : artérielle, appliquer
le tourniquet en A.*

6. Où place-t-on le tourniquet ?

Entre la plaie et le cœur s'il s'agit d'une hémorragie
artérielle ; entre la plaie et l'extrémité du membre,
si l'hémorragie est veineuse. Dans les deux cas, exactement sur le vaisseau blessé, sinon on ne fait qu'accélé-
rer l'hémorragie. C'est en pressant d'abord avec le
doigt qu'on trouve le bon endroit.

Le tourniquet étant un moyen très violent, on ne
peut le laisser longtemps sans danger, il faut donc
recourir immédiatement au médecin.

7. Quand emploie-t-on le tourniquet ?

Pour les blessures des membres et dans trois cas
seulement :

a) Si un tampon, placé comme il faut, ne suffit pas

à arrêter le sang (vérifier donc si le tampon est bien mis) ;

b) Si la blessure renferme des éclats de verre, etc., qui empêchent d'appliquer un tampon ou d'exercer une pression à l'endroit même;

c) Si un membre est arraché, bras ou main coupé par une machine, jambe écrasée par voiture ou locomotive, par exemple.

8. Hémorragie a la Tête. **Quelle artère comprimez-vous pour arrêter une forte hémorragie à la partie supérieure du front ?**

Aucune, car un tampon mis sur la plaie, avec un bandage, suffira à arrêter le sang. Si cependant la plaie se compliquait d'une fracture, on ne pourrait exercer aucune compression sur la blessure, il faudrait alors comprimer l'artère temporale.

9. Hémorragie et Fracture. **Dans une excursion de montagne, un de vos camarades glisse et donne violemment de la tête contre le rocher. Le crâne est évidemment fracturé, le sang jaillit d'une artère au bord du cuir chevelu. Que faites-vous ?**

a) Avant tout, arrêter le sang, en mettant le doigt sur la plaie, si c'est possible sans presser sur l'os brisé ; sinon, presser avec le doigt tout autour de la plaie, à une petite distance, là où l'os est en bon état, jusqu'à ce que l'hémorragie cesse.

b) Ne pas employer de tampons, car ce serait risquer de faire pénétrer des morceaux d'os dans le cerveau.

c) Si la blessure est par-devant, comprimer l'artère temporale ; si elle est par derrière, l'artère qui passe à mi-distance entre l'oreille et le milieu de la tête.

d) Coucher le malade la tête et les épaules *relevées* sur un manteau roulé. Desserrer les vêtements autour du cou. Tenir le corps au chaud.

10. Comment arrêter un saignement de nez abondant ?

a) Asseoir le malade, la tête renversée un peu en arrière, en lui desserrant les vêtements du cou. Lui faire tenir les mains en l'air au-dessus de la tête.

b) Appliquer de la glace ou une éponge trempée dans l'eau froide à la racine du nez, et à la nuque, entre les deux omoplates.

L'hémorragie vient souvent de la partie antérieure du nez, il suffira parfois de pincer légèrement les narines quelques minutes.

Renifler du vinaigre ou du jus de citron arrêtera souvent l'écoulement du sang.

Ne pas se moucher, ne pas se laver l'intérieur du nez.

Si l'hémorragie se prolonge, faire chercher le docteur.

11. [POUMON]. Un homme dans une rixe reçoit un coup de couteau dans la poitrine ; il crache le sang, mais par contre sa blessure ne saigne presque pas.

Le poumon est évidemment atteint. *a)* Couchez le blessé, tête et épaules relevées (manteau roulé).

b) Appliquez de la glace sur la blessure ; donnez au blessé de la glace à sucer.

c) Desserrez tous les vêtements, ne donnez aucun stimulant ; ouvrez les fenêtres, laissez entrer l'air librement.

d) Repos absolu du malade, silence et pas de visiteurs. Faites chercher le docteur immédiatement.

11*bis*. En chemin de fer, un jeune homme qui toussait se met soudain à cracher le sang. Que faites-vous ?

Si le sang est bien rouge, il s'agit d'une lésion au poumon. *a)* comme dans toute hémorragie ne donner aucun stimulant ni aucune boisson chaude, qui n'auraient d'autre effet que d'aggraver l'accident.

b) le malade est généralement épouvanté ; le rassurer, lui dire que ce n'est rien, que cela va s'arrêter, etc.

c) l'étendre sur la banquette, la tête légèrement relevée. Aller au lavatory chercher de l'eau fraîche et lui en mettre des compresses sur le front.

d) lui interdire rigoureusement la moindre parole et le moindre mouvement : il peut y aller de sa vie.

e) lui faire sucer de petits morceaux de glace (buffets, wagon-restaurant) ou du jus de citron.

Naturellement on s'est mis en devoir de chercher s'il n'y a pas un médecin dans le train. Si l'hémoptysie ne s'arrête pas, il pourra peut-être faire une piqûre souscutanée d'ergotine ou de ratanhia (2 à 4 grammes).

A destination, prendre l'avis d'un médecin avant de transporter le malade. Le transporter en civière ou dans une voiture sanitaire qui devra aller avec la plus grande lenteur, afin d'éviter absolument toute secousse. (Voir question 97, page 63 : comment avertir la famille).

12. [Abdomen]. **Un moissonneur tombe d'une meule sur un outil aratoire, par exemple une fourche dont les pointes sont en l'air, et s'ouvre le ventre. Que faites-vous si la plaie est : *a)* transversale ; *b)* verticale ; *c)* si les intestins sortent de la blessure ?**

Faites chercher immédiatement le docteur. En attendant, *a) si la plaie est transversale :* couchez le. blessé sur le dos, les genoux relevés au-dessus d'un manteau roulé ; appliquez sur la plaie un tampon de toile propre et sèche, et serrez avec une serviette passée autour du corps.

b) Si la plaie est dans le sens de la longueur : même traitement ; allonger les jambes au lieu de relever les genoux.

c) Si les intestins sortent : le blessé sur le dos, genoux relevés, épaules relevées sur manteau roulé, appliquez sur la plaie une serviette parfaitement propre, trempée dans l'eau chaude [de préférence de l'eau boriquée : 28 grammes d'acide borique dans un litre et demi d'eau] ; par-dessus la serviette mettez un gâteau de ouate afin de garder la partie chaude jusqu'à l'arrivée du docteur.

Dans les trois cas, ne rien donner à boire.

13. Un homme reçoit une balle de revolver au

creux de l'aisselle. Le sang coule abondamment et le blessé s'évanouit. Que faites-vous ?

Il faut arrêter le sang immédiatement en mettan le doigt sur l'endroit d'où le sang s'échappe, et en l'y tena t jusqu'à l'arrivée du docteur. Coucher le blessé à plat et ne pas lui relever la tête tant qu'il n'est pas revenu à lui. Ne donner aucun stimulant. S'il est nécessaire, conprimer l'artère sous-clavière.

14. [Main]. Comment soignez-vous un camarade qui vient de se couper profondément la paume de la main ?

Mettez votre doigt sur l'endroit qui saigne. Faites préparer un petit tampon et appliquez-le sur la plaie. Puis mettez un second tampon un peu plus grand, et un troisième plus grand encore. Rabattez les doigts sur ces tampons — ceci est très important — liez fortement les tampons avec un mouchoir, puis les doigts, de manière que la main ne puisse s'ouvrir. Placez le bras dans une écharpe passée sur l'épaule opposée (gauche, s'il s'agit de la main droite, et inversement).

Si l'hémorragie continue, prenez un bouchon, coupez-le en deux dans le sens de la longueur, appliquez la partie arrondie d'une moitié sur l'artère radiale, et l'autre moitié sur l'artère cubitale, en fixant le tout avec un mouchoir en cravate autour du poignet.

Un Scoutmaster doit toujours avoir dans sa trousse une seringue anti-tétanique et, naturellement, savoir s'en servir. Dans les cas de plaies souillées de terre ou de blessures faites dans des endroits fréquentés, ou susceptibles de l'être, par le bétail : routes, chemins, cours de fermes, etc.

(Le sérum anti-tétanique perd son efficacité au bout de 6 mois).

15. Au cours d'une promenade, un garçon est poursuivi et mordu au mollet par un chien *non* enragé. Le sang coule. Quels soins donnez-vous ?

Couchez l'enfant. Lavez bien la blessure avec une lotion chaude antiseptique, cela nettoie la blessure et active l'hémorragie. Quand la plaie est parfaitement nettoyée, enveloppez d'un morceau de toile propre et sec, par-dessus lequel vous mettez un tampon de toile lié avec un mouchoir en cravate. Faites chercher le docteur. Le chien sera toujours à examiner. [Par conséquent, si possible, notez le nom et l'adresse de son propriétaire].

16. Une personne a été mordue à la main par un chien enragé. Quels soins lui donnez-vous ?

L'accident est d'autant plus sérieux que la morsure n'a pas été faite à travers les vêtements :

a) Comprimez immédiatement l'avant-bras avec vos mains afin d'arrêter la circulation ; tâchez d'avoir quelqu'un pour serrer un mouchoir, une cravate, ou une sangle autour de l'avant-bras au-dessus de vos mains.

b) Lavez la plaie à fond avec une lotion antiseptique (par exemple : acide phénique : deux cuillerées à café dans un demi-litre d'eau) pendant que l'on va chercher le docteur.

c) Enveloppez la plaie d'un linge propre bien trempé dans la solution antiseptique, et laissez le reste à faire au médecin, à moins que, possédant du sérum et une seringue et connaissant parfaitement la manière de procéder, vous ne soyez capable de faire vous-même l'injection nécessaire.

Si vous êtes à proximité d'un Institut Pasteur (1), le plus simple est d'y transporter immédiatement le blessé en automobile.

17. [PIED]. En courant à pieds nus dans les bois, un garçon se coupe le pied en marchant sur des fragments de bouteille cassée laissés là par des excursionnistes. Un sang rouge, vermeil jaillit. Quels sont les premiers soins à donner : *a*) s'il n'y a pas de verre dans la plaie ; *b*) s'il y en a ?

a) S'il n'y a pas de verre dans la plaie : Arrêtez le sang en mettant le doigt sur l'endroit qui saigne, tandis que l'on prépare des tampons. Mettez un petit tampon dans la plaie, un plus grand au-dessus. Attachez le tout avec un mouchoir plié. Élevez la jambe. Si le garçon n'était pas à pieds nus, il eût fallu lui ôter sa jarretière.

b) S'il y a du verre : On ne peut employer ni tampon, ni compression directe : cela ferait pénétrer le

(1) Instituts Pasteur : Lille, boulevard des Écoles. — Paris.

verre plus avant. Il faut arrêter le sang en comprimant l'artère qui passe au milieu du cou-de-pied et celles qui passent derrière les chevilles intérieure et extérieure, d'abord avec les doigts, puis avec des tampons maintenus serrés par un mouchoir plié. Tenir le pied élevé. S'il est nécessaire, on peut comprimer l'artère poplitée (mollet) ou l'artère fémorale. Ce sera rarement le cas. S'il faut transporter le blessé, employer plutôt une civière (jambe relevée par un manteau roulé) que le siège à quatre mains.

18. En apprenant à monter à cheval, un garçon tombe et se blesse au coude. Aucune fracture, mais la peau est arrachée, des lambeaux ne tiennent presque plus, et la plaie assez profonde est pleine de terre et de gravier.

a) Nettoyer parfaitement la plaie en la lavant avec de l'eau oxygénée froide [coupée par moitié d'eau bouillie froide]. Ne pas employer d'éponge, mais des tampons de ouate.

b) Pour enlever tous les petits cailloux, seringuer de l'eau oxygénée (par exemple avec une poire en caoutchouc) dans tous les recoins de la blessure.

c) Avec des ciseaux parfaitement propres (si possible, flambés sur une lampe à alcool), couper les lambeaux de peau : ils ne se recolleraient pas.

d) Si vous avez de la pommade soufrée, en mettre sur la plaie, recouvrir d'un tampon de gaze, puis de toile, enfin bander le bras sans le plier et forcer le blessé à le tenir le long du corps.

2.

19. Au cours d'une manœuvre dans un bois, un scout est mordu par une vipère. Que faire ?

a) Si la morsure est sur un membre, y placer entre la plaie et le cœur un lien serré qui empêche le venin d'entrer dans la circulation ;

b) rechercher les deux petits points rouges des morsures (quelquefois il n'y en a qu'un). Agrandir ces petites plaies par des incisions en croix faites avec un canif flambé et, en pressant, faire saigner le plus possible ;

c) *immédiatement après*, laver abondamment la plaie avec un liquide qui décomposera et neutralisera le venin, soit :

chlorure d'or, solution à 1 pour 1000 ; ou mieux hypochlorite de chaux à 2 pour 100 ou eau de Javel au 1/10° ; ou encore :

permanganate de potasse au 1/100°, ou acide chromique.

Ce qu'on trouvera plus facilement sera l'eau de Javel ou le permanganate. En verser sur de la ouate et frotter la plaie en appuyant.

d) Remonter le malade : café, thé. De préférence pas d'alcool si l'on pense qu'on pourra faire ensuite une injection de sérum antivenimeux.

Faire chercher le docteur.

Si l'on ne possède aucun remède, on peut essayer, à condition de n'avoir soi-même aucune plaie (crevasse, bouton) aux lèvres, de sucer la plaie après l'avoir agrandie. Cracher le venin aussitôt, et se rincer la bouche ensuite avec de l'eau-de-vie.

20. En visitant une ferme, un petit garçon est fortement piqué par des abeilles. Que faites-vous ?

Essayer d'ôter les dards restés dans la plaie.

Laver la plaie avec une solution de bicarbonate de soude, de l'ammoniac liquide dilué, de l'esprit-de-vin ou du vinaigre. Frictionner avec une tranche d'oignon frais, donner un cordial.

CHAPITRE II

Les Brûlures

21. Quels sont les trois degrés de brûlure ?

1° Rougeur, simple douleur ;
2° Ampoules plus ou moins grosses ;
3° Carbonisation de la peau et des chairs.

La brûlure peut être sèche (flamme) ou humide (liquide bouillant).

22. Un ouvrier est gravement brûlé à la poitrine. Que faire ?

L'accident est grave. Faites chercher le docteur.
a) Si la secousse physique a été forte, donnez un cordial (eau-de-vie coupée d'eau), couvrez le malade chaudement.

Ce qu'il y a à faire au plus tôt, c'est d'empêcher le contact de l'air avec la brûlure. Donc :

b) avant de découvrir la brûlure, préparez les pansements et de bons ciseaux ;

c) ôtez doucement les vêtements. S'ils collent, baignez la partie qui colle avec de l'huile d'olive ; s'ils n'y a pas moyen de les décoller, coupez-les tout autour de l'endroit où ils adhèrent à la peau.

d) ne crevez ni ne coupez aucune ampoule ;

e) couvrez la partie brûlée avec une toile propre trempée dans l'huile, au-dessus de laquelle vous mettez une couche épaisse de ouate. Liez le tout avec une serviette.

N. B. Si vous n'avez aucun remède à votre disposition, retenir que la première chose à faire est d'empêcher le contact de l'air. Donc, pour une brûlure à la main, par exemple, enveloppez-la immédiatement d'un mouchoir propre ou de papier.

23. Comment panser une brûlure légère à la main ?

La badigeonner d'acide picrique et l'envelopper d'un pansement sec. Si les doigts sont brûlés, faire passer le pansement entre chaque doigt afin qu'ils ne collent pas les uns aux autres.

24. En jouant avec des explosifs, des enfants se brûlent grièvement à la figure, vous arrivez au secours. Que faites-vous ?

Eteindre les vêtements en flammes, s'il y a lieu (voir question 26). Cela fait, le meilleur remède est l'Ambrine (cire spéciale vendue en bougies dans toutes les pharmacies).

Laver la brûlure avec des tampons d'ouate imbibée d'eau bouillie, puis sécher parfaitement avec de la ouate ou des compresses de gaze stérilisée. Si la brûlure est peu étendue, allumer la bougie d'ambrine et laisser couler la cire liquide sur la plaie (si la plaie est large, faire fondre d'abord une certaine quantité d'ambrine et la maintenir liquide au bain-marie) ; étendre la cire avec un pinceau stérilisé (trempé quelques minutes dans l'eau bouillante ou dans l'alcool à 90°, séché avec gaze stérilisée). Ne pas frotter la plaie, ne passer le pinceau qu'une seule fois. Sur la couche de cire aussitôt solidifiée, étendre une lamelle de coton hydrophile, que l'on imbibe également d'une deuxième couche d'ambrine. Puis une deuxième couche de coton, et enfin les bandages. Stimulants.

Le pansement est à renouveler tous les jours, après avoir lavé la plaie à l'eau bouillie *et non avec des solutions antiseptiques.*

L'application de l'ambrine étant douloureuse, être à plusieurs pour maintenir le patient, s'il y a lieu.

Dans un cas de cette importance, appeler le médecin.

25. Une femme jette un bol de vitriol à la figure de sa voisine. Que faites-vous ?

Il faut verser de l'eau abondamment sur le visage. Si vous avez de la magnésie, de la craie ou de la soude, ajoutez-en à l'eau. Trempez dans ce mélange un morceau de flanelle bien propre et durant trois ou quatre minutes, tordez-le de façon à faire couler le mélange sur la partie atteinte. Ensuite, recouvrez-la d'un morceau de toile trempée dans l'huile ou le liniment oléocalcaire, et mettez les bandages requis. Si la victime a une faiblesse, donnez un cordial. Si les yeux sont attaqués, lavez-les doucement comme indiqué ci-dessus et versez-y deux ou trois gouttes d'huile de ricin.

26. Comment secourez-vous une personne dont les vêtements ont pris feu ?

En la couchant par terre immédiatement (parce que les flammes montent et la figure pourrait être atteinte). La coucher avec les flammes au-dessus d'elle, c'est-à-dire sur le dos si les habits sont en feu par-devant, sur le ventre, s'ils sont en feu par-derrière. Ainsi le corps sera moins brûlé. Si on a de l'eau, en verser abondamment sur la personne. Sinon, la rouler dans un tapis, une couverture, un pardessus ; au besoin vos propres vêtements. Les flammes s'éteindront faute d'air. Ensuite arroser les vêtements qui continueraient à brûler sans flammes.

27. [Gelure]. Un factionnaire montant la garde par plusieurs degrés de froid perd connaissance : son nez et ses mains sont froids et de couleur de cire. Qu'est-ce qu'il a ?

Un commencement de congélation des membres : il faut rétablir la chaleur et la circulation *graduellement*.

a) Frotter d'abord les parties atteintes avec de la neige ou avec la main. Le déchausser, car l'accident peut avoir atteint les pieds aussi, et les frotter de même.

b) Ne pas transporter d'abord le malade dans une chambre chauffée — *danger mortel* — mais dans une salle froide ;

c) puis quand le sens du toucher et la connaissance seront revenues, dans un appartement plus chaud.

d) Donner à boire du thé ou du café tièdes.

e) Si les membres gelés gonflent, les maintenir élevés.

f) Envoyer chercher le docteur.

CHAPITRE III

Les fractures

28. Nommez les deux principales espèces de fracture ?

La fracture est simple quand l'os est brisé ; compliquée, quand, en plus, il y a une plaie, l'os faisant saillie.

29. A quoi reconnaissez-vous qu'il y a fracture ?

a) il y a douleur, gonflement et déformation à l'endroit blessé ;

b) on ne peut pas se servir du membre blessé ;

c) généralement il est raccourci (à moins, pour l'avant-bras et la jambe, qu'un seul des deux os soit cassé). Donc comparer avec l'os similaire.

d) on peut plier ou remuer le membre là ou d'ordinaire on ne le peut pas, entre deux articulations. Même observation que pour *c*.

e) crépitation. Mais ce signe est trop douloureux à vérifier. Ne pas vous en occuper.

30. Le membre fracturé devant être immobilisé par des attelles, indiquez des objets pouvant servir d'attelles improvisées.

Tout objet rigide, plat si possible et suffisamment long, peut servir : par exemple : règle à dessin, couvercle de caisse cassé, canne, parapluie, manche à balai, bâton de scout, latte de jalousie, petites branches d'arbre, queue de billard, carabine, couteau de cuisine (avec soin) ; morceau de carton fort, papier gondolé, journaux pliés, couverture de livre, torchon de paille, bas rempli de terre ou de sable, pompe à bicyclette, etc.

À défaut de tout objet utilisable, se servir du corps du blessé : lier le bras fracturé le long du buste ; lier la jambe fracturée à la jambe saine (en 3 endroits).

31. Quelle est la première chose à se rappeler quand on a affaire à une fracture ?

Qu'il faut éviter à tout prix de transporter le blessé avant que les attelles ne soient mises, de peur d'aggraver la fracture et de la rendre compliquée. Il faut donc soigner la victime à l'endroit même de l'accident. Si l'on est en pleine rue, plutôt, s'il est possible, faire suspendre la circulation que de transporter le blessé.

32. Un tramway électrique heurte violemment un camion par derrière ; le conducteur est projeté sur la chaussée et se fracture le crâne.

a) le docteur immédiatement.

b) s'il y a une plaie dans les cheveux, la nettoyer, mettre un tampon, bander en serrant légèrement (voir question 8, page 10).

c) transporter le blessé chez lui ou à l'hôpital sur une civière ou couché sur son camion, tête et épaules légèrement relevées. Le mettre au lit dans la même position. De la glace ou des compresses d'eau froide à la tête, des bouteilles d'eau chaude aux pieds. Faire l'obscurité dans la chambre. Pas de cordial. Pas de visites. Repos et silence absolus.

33. En passant le portique, un gymnaste tomba sur la tête. Il est évanoui, le sang coule par l'oreille. Qu'est-ce qu'il a ? Comment le soignez-vous ?

L'évanouissement et l'hémorragie *par* l'oreille indiquent une fracture de la base du crâne.

Inutile d'essayer de ranimer le blessé. Le conserver immobile, sur le dos, tête et épaules relevées sur manteau roulé (1). Ne pas le transporter, si possible, avant l'arrivée du docteur (urgence). Comme précédemment, rafraîchir la tête et réchauffer le corps.

34. Vous trouvez dans la rue un jeune homme évanoui. Il sent l'alcool, il respire lourdement, les pupilles de ses yeux sont inégales et fixes, son pouls lent et plein. Il porte à l'occiput une blessure qui saigne. Qu'en pensez-vous ?

On croirait à une apoplexie, n'était l'âge du blessé. Mais la plaie qu'il porte nous dit que probablement il a dû tituber et tomber sur la tête au sortir d'un café, à moins qu'il n'ait reçu un coup. Dans les deux cas, il s'agit d'une compression du cerveau.

Coucher la victime la tête un peu relevée. Arrêter

(1) Règle générale : toutes les parties qui saignent doivent être relevées.

l'hémorragie d'abord avec le doigt, puis avec un tampon. Bander avec précaution. Desserrer le col, etc. Tenir la tête fraîche et le corps au chaud. Le docteur, évidemment.

35. Distinguez bien concussion et compression cérébrales ?

Compression = pression sur la surface du cerveau.
Concussion = choc ou ébranlement communiqué au cerveau. Les symptômes sont très différents :

COMPRESSION	EBRANLEMENT
Visage : rouge, bleuâtre,	pâle.
Yeux : pupilles inégales, fixes.	dans les cas graves, sont dilatées et ne se contractent pas à la lumière.
Evanouissement : complet ; impossible de réveiller le blessé.	pas toujours complet ; crier pour le réveiller.
Respiration : lente, bruyante.	calme, faible.
Pouls : lent et fort.	rapide, faible.
Paralysie d'un côté.	néant.

36. A quoi reconnaît-on une fracture de la mâchoire ?

Principalement à ce que les dents ne sont plus sur une même ligne, une partie de la mâchoire retombant plus bas que l'autre. De plus, on est incapable d'ouvrir et, plus souvent, de fermer la bouche, d'où s'échappe la salive presque toujours mêlée de sang.

37. En jouant au cours d'une promenade, un collégien tombe rudement, les mains en avant ; il se plaint d'une vive douleur au devant de l'épaule droite, penche la tête de ce côté et soutient instinctivement son bras droit avec sa main gauche. Quelle est la nature de l'accident ?

Ce sont tous les symptômes d'une fracture de la clavicule. — *a)* faire un gros tampon (mouchoirs, bas roulé, etc), que l'on place sous l'aisselle du côté blessé. *b)* prendre un ou deux mouchoirs noués bout à bout, en entourer le bras droit, croiser les deux bouts contre le buste, entourer le buste, et nouer les bouts du côté gauche. Avoir soin de prendre l'avant-bras droit relevé entre ce bandage et la poitrine.

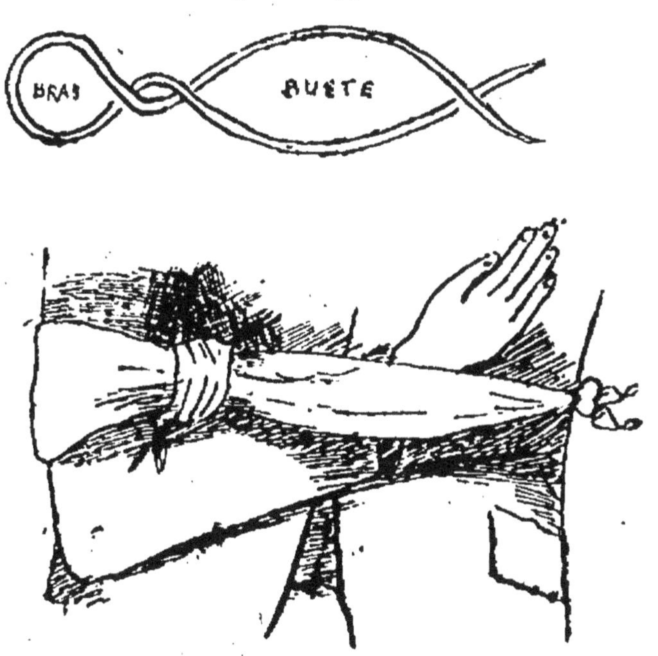

38. Comment constate-t-on une fracture de côte ?

Souvent on peut la sentir au toucher. Le blessé a des douleurs en respirant ou en toussant, il crache le sang si le poumon est atteint. Traitement : bander le buste en serrant assez fort, même par-dessus les habits. Coucher le patient *sur le côté blessé.*

39. En tombant, un homme se fracture la cuisse ; le bout de l'os sort de la blessure. Que faites-vous ?

a) Soigner la plaie. Après avoir remis très doucement le membre aussi près que possible de sa position naturelle, arrêter l'hémorragie s'il y a lieu et envelopper d'un pansement sec le siège de la blessure.

b) ensuite pratiquer la contre-extension. Un aide tire doucement le membre pour lui rendre sa vraie longueur et empêcher les deux fragments d'os de chevaucher.

c) disposer les attelles, longues et fortes, l'attelle intérieure entre les jambes allant jusqu'au genou, ainsi que celle qu'on place sous le membre, l'attelle extérieure allant de la hanche au pied (bâton).

d) Bandages : au-dessus et au-dessous de la fracture, aux deux genoux liés ensemble, aux deux pieds liés ensemble et liés au bâton, de l'autre jambe à la ceinture. Assujettir le bâton au corps.

40. En quoi le pansement d'une fracture de la

rotule diffère-t-il des autres pansements de fracture ?

En ce que le bandage ne doit pas passer *sur* la rotule, mais de chaque côté, au-dessus et en dessous, afin d'en rapprocher les fragments. Si le bandage était placé sur la rotule même, cela ne ferait qu'aggraver l'accident en écartant davantage les os brisés.

41. Un homme est renversé par un tombereau. Une roue lui passe sur la jambe gauche. Comment vérifier si elle est cassée ?

Sans relever le pantalon, passer la main en même temps sur les deux jambes : on sentira au toucher s'il y a déformation. Les mesurer ensuite toutes deux. S'il y a déformation et raccourcissement, la jambe est cassée. Aucun inconvénient, dans le doute, à traiter le cas comme une fracture.

42. Une servante en voulant rattraper un rideau qui vole, tombe par la fenêtre du premier étage et se casse une jambe. Comment la soigner et comment la transporter : un perron donne accès à l'habitation ?

Fixez la jambe entre deux attelles. L'attelle extérieure devant être plus longue que l'autre. Liez ensemble les genoux, puis les pieds. Monter le perron en faisant asseoir la blessée, dos tourné aux marches, sur le siège à deux mains que vous formez avec un aide ; soutenez-lui le dos. Un second aide soutient délicatement les pieds.

[DISLOCATION, LUXATION, MEMBRE DÉMIS]. Il y a dislocation lorsqu'un membre est sorti de son articulation. Le secouriste n'essaiera jamais de remettre en place un membre démis. C'est affaire au médecin.

43. A quoi reconnaitre une dislocation ?

La blessure siégeant nécessairement à une articulation, le membre n'a pas de mobilité anormale dans sa longueur ; l'articulation est bloquée, le bout de l'os se sent à un endroit où on ne le trouve pas d'ordinaire (comparer avec l'os de l'autre membre). Le membre est un peu déformé, raccourci ou allongé, suivant le cas.

44. Un homme a le bras violemment luxé ; il ne peut plus le remuer à l'épaule. Le coude reste écarté du buste. L'épaule est plus basse que l'autre et sous l'extrémité externe de la clavicule, il y a un gonflement.

L'épaule est plus basse, donc l'humérus est déplacé, et c'est cela qui provoque aussi le gonflement, surtout si ce gonflement bouge quand on remue le coude. C'est ce qu'on appelle une épaule démise. Il faut soulever doucement l'avant-bras et le placer dans une grande écharpe. Applications d'eau froide à l'épaule. Aller immédiatement chercher le médecin.

45. [ENTORSE, FOULURE]. Signes et traitement d'une entorse au poignet.

Vive douleur, généralement à la suite d'une chute sur les mains. Enflure. Bleu. Impuissance du membre.

— Trempez le poignet dans l'eau aussi chaude que possible, ou très froide. Bandez, en veillant à conserver les linges mouillés. Mettez l'avant-bras dans une écharpe. Repos.

On peut aussi badigeonner la foulure avec de l'ambrine liquide (cf. Brûlures, question 24). Panser ensuite à sec et bander de même que ci-dessus.

46. Votre Scoutmaster au cours d'une promenade avec votre Patrouille se foule la cheville, loin de toute habitation. Vous n'avez pas de charrette. Que faire ?

Si vous n'avez pas de charrette, des boy-scouts étant supposés ne point circuler sans leurs bâtons, le mieux serait de faire une civière pour ramener votre chef blessé. A supposer que ce soit impossible, et en tout cas, lacez très serré la bottine du pied foulé, ou bien bandez fortement le pied et la cheville avec un ou deux mouchoirs pliés que vous mouillerez si vous avez de l'eau. Soutenez le patient du côté blessé pendant la marche. Une fois arrivés, enlevez la bottine et la chaussette avec grandes précautions, serrez la cheville fortement avec des bandages trempés dans l'eau très froide, que vous maintiendrez humides, et faites reposer le blessé, la jambe élevée d'environ quinze centimètres.

CHAPITRE IV

Les Empoisonnements

47. Indiquez le traitement général des empoisonnements?

1) Envoyez chercher le docteur *en l'avertissant qu'il s'agit d'un empoisonnement.*

2) Regardez s'il y a des taches sur les lèvres du malade ; s'il y en a, ne le faites pas vomir : c'est que le poison est un irritant ; le faire vomir aggraverait le cas. S'il n'y a pas de taches, faites-le vomir (émétique).

3) Si le patient est pris d'un grand besoin de dormir, faites-le vomir et tenez-le éveillé à tout prix.

4) Si le poison est corrosif ou irritant, diluez-le en donnant du lait coupé d'eau, ou de l'eau d'orge, ou de l'eau claire.

5) Neutralisez le poison par un contrepoison :

a) Si c'est un acide : magnésie, craie, soude, lait de chaux.

b) Si c'est un alcali : vinaigre, jus de citron ou d'orange.

c) Si c'est un narcotique : du café fort.

d) Si c'est de l'acide phénique , du sulfate de magné-sie.

e) Traitez le choc en donnant du thé fort ou du café.

f) Conservez tout ce qui reste du poison et toutes les matières rejetées, afin que le docteur puisse les examiner.

48. Qu'est-ce qu'un émétique ? Indiquez-en quelques-uns avec la dose qui leur convient.

Un émétique est une substance qui fait vomir, par exemple, une cuillerée, à café de moutarde dans une tasse à café d'eau tiède, une grande cuillerée de vin d'ipécacuanha.

Il est toutefois préférable de faire vomir par des moyens naturels, tels que le chatouillement de la luette ou une simple absorption d'eau chaude, car dans certains cas l'émétique ne convient pás.

49. Un petit enfant de trois ans s'amuse à sucer des allumettes. Tout à coup, il pâlit et se met à vomir. On va chercher le docteur. Que faire en attendant ?

Empoisonnement par le phosphore : *ne donner jamais aucune huile.* a) Faites vomir : moutarde ou eau salée. *b)* Diluez le poison : du lait coupé d'eau, de l'eau de farine ou de l'eau d'orge à volonté. *c)* Traitez le *choc* par du thé fort ou du café.

50. Quelqu'un s'empoisonne accidentellement avec du sel d'oseille. Que faites-vous ?

L'acide oxalique est corrosif, donc pas de vomitif.

a) Diluez le poison : lait coupé d'eau, ou eau d'orge.

b) Neutralisez-le : du blanc d'Espagne, de la craie camphrée, du blanc de chaux, du plâtre.

c) Traitez le choc : thé très fort ou café.

51. A quoi reconnaît-on que le poison absorbé est de la potasse caustique ?

a) A ce que les lèvres, la bouche, la gorge se couvrent de taches blanchâtres et se racornissent ;

b) le malade éprouve de fortes sensations de brûlure dans la bouche, l'œsophage, l'estomac :

c) il est pris de vomissements et de faiblesses ;

d) il a de la difficulté à avaler et à parler.

52. Un désespéré tente de se suicider en buvant de l'acide prussique. Que faire pour le sauver?

Accident extrêmement grave. Envoyez immédiatement chercher le docteur, et administrez tout de suite un vomitif. Si vous en manquez, chatouillez la gorge du malade. Donnez des stimulants à volonté. Appliquez-lui des sels sous le nez. Faire l'impossible pour maintenir le malade en vie pendant 20 à 30 minutes. Si on y réussit, il a des chances de se remettre.

53. On trouve étendue sur un canapé une jeune fille à demi-évanouie, la figure bleuâtre, les pupilles très petites. On peut la tirer de sa tor-

peur, mais difficilement, et elle y retombe aussitôt. Qu'est-ce qui lui est arrivé?

Les symptômes sont ceux d'un narcotique, par exemple, l'opium.

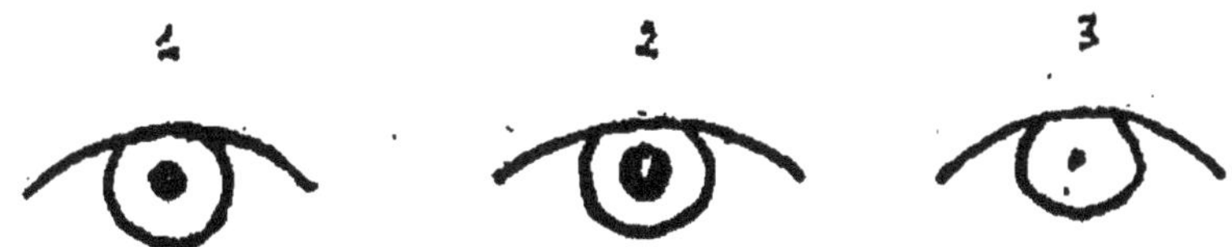

1. *Pupille normale.* 2. *Attaque d'Apoplexie.* 3. *Opium.*

Donner un vomitif. Maintenir la malade éveillée en la faisant marcher, en la fouettant avec une serviette mouillée : toutes les 20 minutes, donnez-lui une tasse de café ou de thé très fort. Au besoin, respiration artificielle.

54. Quels sont les symptômes d'un empoisonnement par les champignons ?

Douleurs à l'estomac et aux intestins. Vomissements et évanouissements suivis ou accompagnés d'évacuation. Bref, tous les signes d'un poison irritant.

Faire prendre du jus de citron dans du café noir. (En cas d'empoisonnement par les moules, administrer de l'éther).

CHAPITRE V

Evanouissements, Crises

55. Règles générales pour examiner et traiter un sujet sans connaissance.

1. Envoyer immédiatement chercher le docteur.

2. Coucher le patient sur le dos : si la figure est *pâle*, complètement à plat ; si elle est *rouge*, la tête et les épaules relevées.

3. Desserrer les vêtements (col, ceinture).

4. Examiner le corps et plus spécialement la tête pour voir s'il y a des plaies, des fractures, etc. Les traiter, s'il y en a. *Arrêter toute hémorragie.*

5. Maintenir le corps chaud, la tête fraîche. Le malade au repos absolu.

6. *Ne donner aucun stimulant.* [Rien par la bouche avant l'arrivée du médecin : danger d'asphyxie et autres inconvénients possibles.]

7. Faire en sorte que le malade ait de l'air. Ouvrir les fenêtres, si possible.

8. Si le malade vomit, tournez-lui la tête de côté, et soulevez-la légèrement ainsi que les épaules.

9. Respiration artificielle si la respiration naturelle s'arrête.

10. Noter l'état de la respiration : *a*) faible, comme lors d'un cas de concussion cérébrale ; *b*) ou profonde et bruyante, comme dans l'apoplexie. L'haleine sent-elle un poison quelconque, acide phénique, alcool, etc. ?

11. Le pouls : lent et faible : choc ou faiblesse ; lent et fort : apoplexie, compression cérébrale ; rapide et faible : un ivre-mort.

12. Les yeux : pupilles inégales et fixes : apoplexie ; égales et fixes : concussion cérébrale.

13. Les membres : y a-t-il paralysie ? des deux côtés ou d'un seul ?

56. Quels sont les symptômes, quel est le traitement d'un « choc » ?

Le malade a froid, frissonne. La respiration est courte, le pouls, faible, la figure, pâle. Le malade est très affaissé ; dans les cas graves, il perd à demi connaissance. Il faut le tenir au chaud : couvertures chauffées, bouillottes autour du corps. S'il peut avaler, lui donner abondamment des boissons chaudes, à moins qu'il n'ait une blessure qui puisse être accompagnée d'une hémorragie interne. Faire chercher le docteur.

57. Vous rencontrez un homme étendu évanoui sur le bord d'un fossé, la figure pâle, la sueur au front. Le pouls est faible, la respiration lente. Qu'est-il arrivé et que faites-vous ?

Faiblesse ou choc. Quand les symptômes peuvent convenir à deux cas différents, il faut se demander quel est le plus vraisemblable dans les circonstances, et le plus commun. Comme ici il n'y a pas de blessure, il s'agit donc plutôt d'une faiblesse ou syncope.

a) Couchez le malade à plat (voir question 55).

b) Desserrez les vêtements.

c) Tenez le corps au chaud, mais donnez de l'air.

d) Appliquez des sels sous le nez.

e) *Après* que le malade a repris connaissance, des cordiaux, mais rien avant, sous peine de risquer de l'étouffer.

58. Comment soigner un coup de soleil ?

Transporter le malade dans un endroit frais, et après avoir desserré ses vêtements, lui verser d'une hauteur de 60 centimètres environ de l'eau froide sur la tête, la nuque et la poitrine. Quand il a repris ses sens, lui faire boire de l'eau froide. Pas de stimulants. Donner de l'air. Envoyer chercher le docteur.

59. A quoi reconnaissez-vous un cas d'apoplexie et comment le traitez-vous ?

La figure est rouge et congestionnée :
les pupilles des yeux sont inégales et fixes ;
la respiration, profonde et bruyante ;
le pouls, fort et lent ;
souvent, il y a paralysie plus ou moins complète d'un côté, et à cause de cette paralysie, la bouche est tordue, « de coin ». Ce dernier signe est un des plus caractéristiques.

Traitement : *a*) Le médecin, au plus tôt. En attendant, *b*) coucher le patient sur le dos, la tête relevée (face rouge) ; *c*) desserrer les vêtements, et donner de l'air ; *d*) tenir le corps au chaud (couvertures, pardessus, etc.); *e*) garder la tête fraîche en appliquant de la glace ou des compresses d'eau froide. — Rien à boire ; *f*) repos absolu du malade.

60. Un homme d'un certain âge s'enivre au cabaret; il sort en titubant et bientôt s'abat, évanoui. — Est-il ivre-mort ou frappé d'apoplexie?

Comparons les symptômes.

ALCOOLISME	APOPLEXIE
Yeux : clignotent quand on les touche :	insensibles.
Pupilles : dilatées, égales, pas fixes ;	inégales, fixes, ne se contractent pas quand on en approche une lumière.
Face : d'abord rouge, puis pâle :	rouge et congestionnée.
Pouls : rapide, faible ;	lent, plein et fort.
Paralysie : pas de paralysie, mais les deux côtés du corps sont également impuissants ;	paralysie et déformation d'un côté de la figure ou du corps entier.

Dans le doute, traiter le cas comme si c'était une apoplexie.

61. Pour gagner un pari, un homme boit toute

une bouteille de cognac et s'évanouit. Que faites-vous ?

Administrez-lui un vomitif. Couchez-le *sur le côté*, la tête et les épaules relevées. Dès que vous pourrez le faire sortir de sa torpeur, donnez-lui du bouillon chaud, du thé ou du café, à doses répétées, afin de le faire revenir à lui. Naturellement, desserrez les vêtements et maintenez le corps au chaud.

62. Un homme d'environ soixante ans est trouvé à demi évanoui dans son lit, la figure pâle, les yeux injectés de sang, mais sensibles encore, le pouls très faible. On vous dit qu'il a déjà eu une attaque l'année précédente et que récemment il s'adonnait à la boisson. Est-ce une seconde attaque ou un cas d'alcoolisme ?

C'est un cas d'alcoolisme, d'après tous les symptômes indiqués (v. Tableau comparatif ci-dessus, question 60).

63. Dans un compartiment de chemin de fer, un enfant de deux ans est soudain pris de convulsions. On cherche s'il y a un médecin dans le train. Que faites-vous en attendant ?

Le traitement consiste à plonger l'enfant jusqu'à mi-corps dans l'eau chaude, tandis qu'on lui fait sur la tête des affusions d'eau froide. Voici ce qu'a fait dans l'occurrence un boy-scout. Tandis qu'il envoyait prendre de l'eau froide au cabinet de toilette, il alla demander de l'eau chaude au chauffeur de la locomotive.

L'enfant déshabillé fut baigné dans l'eau chaude (en pareil cas, tâtez l'eau avec votre coude : il ne faut pas qu'elle puisse brûler), et avec des mouchoirs, on lui fit sur la tête les affusions d'eau froide.

64. Une femme est prise d'une crise de nerfs (hystérie), elle pleure, tombe par terre (en ayant soin de ne pas se faire mal).

Renvoyez tout le monde, restez seul. Ne plaignez pas la malade, et ne vous laissez pas émouvoir. Si l'accès se prolonge, versez-lui de l'eau froide sur la tête. Souvent cette simple menace suffira à la calmer.

65. Quels sont les symptômes et le traitement d'un accès d'épilepsie ?

Le malade tombe subitement, en poussant parfois un cri violent. La figure grimace et pâlit, bleuit. Les yeux sont insensibles, les pupilles petites et fixes. De l'écume et quelquefois du sang, sortent de la bouche. Bras et jambes s'agitent d'une façon désordonnée.

Traitement : Desserrer les vêtements, placer dans la bouche du malade un mouchoir tordu pour l'empêcher de se mordre la langue, veiller à ne pas l'étouffer. Écarter tous les objets, chaises, etc., contre lesquels il pourrait se blesser. Surtout ne pas vouloir le maintenir de force immobile. L'accès passera tout seul. Après l'accès, laisser dormir. Aucun stimulant. Durant la crise, écarter les personnes impressionnables.

CHAPITRE VI

Asphyxie

66. Un enfant tombe à l'eau en jouant sur le bord d'un canal. Un homme le sauve et le ramène, mais évanoui. Le sauveteur le croit mort, et ne sait d'ailleurs comment faire pour le ranimer. Comment allez-vous procéder ?

a) Tout d'abord empêcher qu'on ne tienne l'enfant les pieds en l'air sous prétexte de lui faire rendre l'eau avalée, ce qui est un bon moyen de le tuer. *b)* Mais, couchant la victime sur le dos, un manteau roulé ou coussin sous les omoplates et rien sous la tête afin que la poitrine fasse saillie, desserrer tous les vêtements ou les ôter. *c)* Faire sortir la langue et maintenir la bouche ouverte (mouchoir dans le coin de la bouche). *d)* Retourner la victime, face au sol, en lui appuyant le buste contre votre genou, afin de lui permettre de rendre l'eau. *e)* La replacer ensuite sur le dos comme précédemment, et commencer immédiatement la respiration artificielle.

Position : à genoux à la tête du patient, tourné vers lui, saisir ses deux bras au-dessus du coude, les ramener doucement à vous en les écartant du corps —

compter : « un... deux ». Ramener les deux bras ensemble et les presser fortement contre la base des poumons, compter : « un... deux ». Et ainsi à la vitesse de 15 à 18 fois par minute. Un bon moyen pour le sauveteur est de régler ces mouvements sur sa propre respiration.

67. Si le noyé pousse un soupir tandis qu'on pratique la respiration artificielle, que doit faire le sauveteur ?

Régler immédiatement ses mouvements sur la respiration naturelle de la victime, afin qu'ils lui correspondent, donc les ralentir s'il le faut, et, si la victime ouvre la bouche, faire aussitôt le mouvement qui amènera l'inspiration.

68. Au bout de combien de temps n'y a-t-il plus d'espoir ?

Ne jamais désespérer tant qu'un médecin n'a pas constaté la mort. Souvent des noyés ne reviennent à eux qu'après une heure et demie ou deux de respiration artificielle.

69. Que faut-il faire dès que la respiration est revenue ?

Ramener la circulation et la chaleur : déshabiller complètement le noyé, le couvrir de vêtements chauffés et de couvertures. Le frictionner, lui mettre des bouteilles d'eau chaude aux pieds, aux aisselles, au creux de l'estomac. Des cordiaux, une fois qu'il peut avaler.

70. Une femme est transportée évanouie hors
d'une maison en feu. En sautant dans l'escalier
elle s'est cassé le bras ; — un puisatier enseveli
dans un éboulement est retiré, évanoui, une
côte cassée ; — un enfant s'étrangle à table en
mangeant trop vite et perd connaissance. Allez-
vous employer la même méthode de respiration
artificielle dans ces trois cas ?

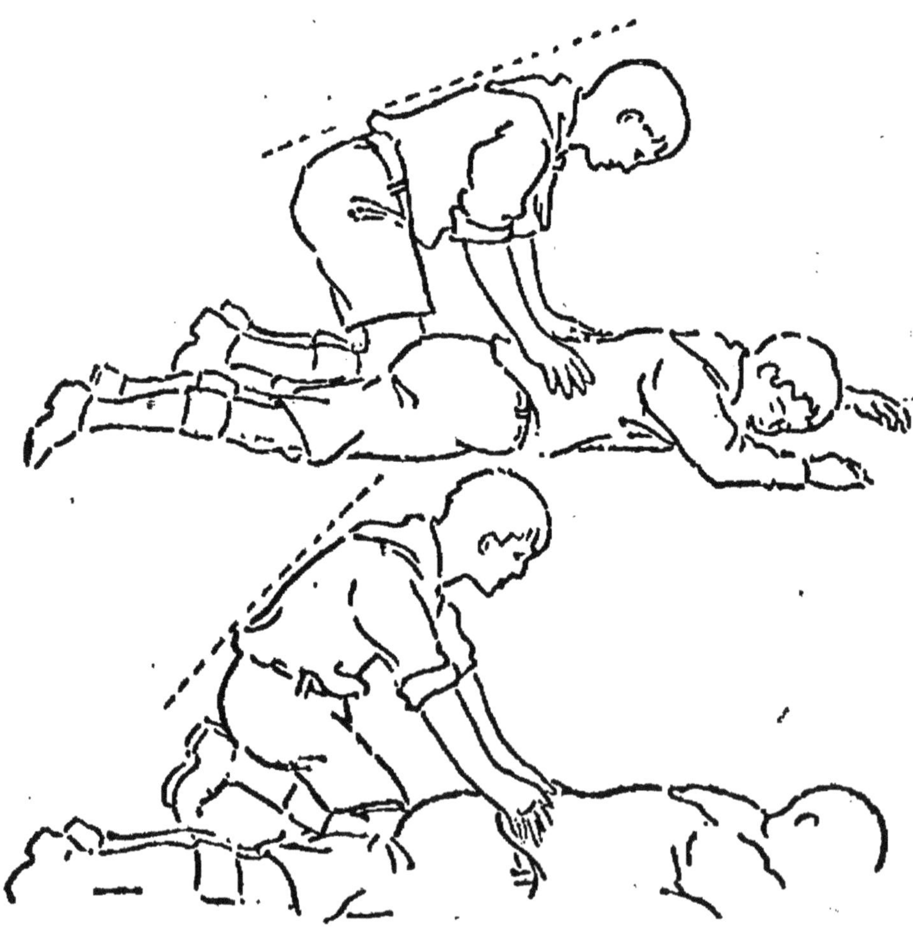

Non. *a)* la femme au bras cassé. — Employer la méthode Schäfer — la victime couchée sur le ventre, agir par pressions rythmées (15 à 18 par minute) exercées sur les poumons en plaçant les mains à la chute des reins (figure p. 46).

b) L'homme à la côte fracturée. — Sous peine d'aggraver sa blessure, on ne peut faire que les tractions rythmiques de la langue.

c) Pour l'enfant qui s'est étranglé, toutes les méthodes sont applicables.

71. Vous trouvez un homme pendu dans une grange. Que faire ?

a) Le soutenir par le milieu du corps avant de le détacher.

b) Couper la corde, puis l'ôter.

c) Desserrer les vêtements et commencer la respiration artificielle (bouche bien ouverte) tandis qu'on va chercher le docteur.

72. Des ouvriers travaillant dans une fosse se sentent asphyxier et sont trop faibles pour remonter. Comment les sauvez-vous ?

a) Ne pas descendre avant d'avoir renouvelé l'air. Pour cela, tirer un coup de feu à blanc dans la fosse, ou bien faire descendre et remonter plusieurs fois au bout d'une corde attachée à sa poignée, un parapluie ouvert.

b) Alors seulement vous faire descendre vous-même (nœud de chaise simple sous les aisselles), en emportant avec vous plusieurs cordes terminées par des nœuds de chaise que vous n'aurez qu'à passer sous les bras des victimes.

c) Pas de lumière, sauf une lampe électrique, au cas où les gaz seraient inflammables ou au contraire capables d'étouffer la flamme d'une lampe ordinaire.

73. En pénétrant dans une chambre, vous la trouvez remplie de fumée, irrespirable, et vous distinguez vaguement une forme humaine étendue par terre près de la fenêtre. Dites exactement ce que vous faites.

Il faut s'attacher sur la figure un mouchoir ou une serviette trempée dans l'eau (additionnée de vinaigre si possible) et s'en couvrir le nez et la bouche. Respirer profondément avant d'entrer dans la chambre. Y pénétrer à quatre pattes (la fumée monte), en suivant les murs si l'on croit qu'il y a feu à l'étage inférieur ; se diriger vers la fenêtre, l'ouvrir ; s'il le faut, casser le carreau (avec le coude). Respirer à la fenêtre un instant, puis ramper vers la victime et la traîner hors de la chambre. Une fois dehors, respiration artificielle.

74. Un petit enfant s'étrangle en mangeant des pommes de terre. Sa figure devient noire. Que faites-vous ?

a) Essayer de saisir les aliments en plongeant hardiment au fond de la gorge l'index replié en crochet.

b) Si vous n'y réussissez pas, essayez au contraire de les pousser plus avant, au delà de l'ouverture qui donne dans la trachée-artère.

c) Quelques coups violents dans le dos aideront par-fois l'enfant à tousser et ainsi à rejeter les aliments qui l'étouffent.

d) Si cela ne suffit pas, envoyez chercher le docteur sans tarder.

e) Et après avoir desserré les vêtements et fait sortir la langue de la bouche, commencez la respiration artificielle.

4.

CHAPITRE VII

Accidents divers

75. En se penchant à la portière du compartiment, un de vos compagnons de voyage reçoit des poussières dans l'œil droit. Comment l'aidez-vous ?

L'empêcher de frotter l'œil atteint, conseiller au contraire de frotter l'autre, les mouvements ainsi provoqués amèneront souvent le corps étranger dans le coin de l'œil, d'où il sera plus facile de le saisir. Avec un morceau de papier plié en trois de manière à former une pointe, ou avec une bague, essayer de saisir la poussière. Ensuite, remplir d'eau fraîche, à défaut d'eau chaude, votre quart ou votre timbale, jusqu'au bord, et y baigner l'œil.

76. En remuant de la chaux, un apprenti maçon en attrape une éclaboussure dans l'œil. Vous passez juste à ce moment-là. Qu'allez-vous faire?

Envoyer chercher le docteur, car l'accident est grave. En attendant, conduire la victime dans la maison la plus voisine, cabaret ou épicerie, si possible. Demander du vinaigre. Ouvrir la paupière du blessé et bai-

gner l'œil avec une solution de 8 parties d'eau pour
une de vinaigre. Tâcher d'ôter la chaux avec le coin
d'un mouchoir. Verser dans le coin de l'œil quelques
gouttes d'huile, huile de ricin de préfére...e.

**77. Un petit enfant en jouant à la cuisine s'en-
fonce un petit pois dans l'oreille. Que faites-
vous ?**

Rien. Le conduire immédiatement chez le médecin.

**78. Un enfant s'introduit dans le nez une
grosse boulette de papier mâché. Que faire ?**

Si l'enfant est assez grand, aidez-le à se moucher de
toutes ses forces en fermant avec le doigt la narine du
côté où il n'a rien introduit. S'il s'agit d'un bébé, faites-le éternuer avec du poivre, de l'ammoniac ou des
sels. Si la boulette n'est pas expulsée, conduisez l'enfant chez le médecin. N'essayez jamais d'ôter vous-
même la boulette.

**79. Un portefaix, en essayant de soulever une
malle très lourde, se plaint subitement d'une
vive douleur à l'aine. En l'examinant, on voit
saillir une sorte de boule ronde tendue. Le
patient vomit. Qu'a-t-il, et que faut-il faire ?**

a) C'est vraisemblablement une hernie. Envoyez
tout de suite chercher le docteur et en l'attendant couchez votre homme, les genoux relevés au-dessus d'un
coussin ou d'un manteau roulé. *b)* Appliquez sur la

partie saillante de la glace ou des compresses d'eau froide. *c)* Donnez de la glace à sucer.

80. Le fil d'un tramway électrique se rompt et en tombant vient cingler un passant qui s'abat inanimé. Que faites-vous ?

a) Empêcher qui que ce soit de toucher la victime avant que le courant électrique soit interrompu ou qu'on ait pris les précautions nécessaires.

b) Si vous pouvez, *laisser d'abord tomber* sur le fil un objet en fer, par exemple une barre de fer, des pincettes, qui dérivera le courant.

c) Avant de toucher la victime, 1" protégez-vous les mains par du caoutchouc (un manteau imperméable, ou deux blagues à tabac, ou à défaut de caoutchouc par des objets *en laine secs*, cache-nez, gros gants de laine). 2" Otez votre pardessus ou votre veston s'il est sec, et mettez-le sous vos pieds, ou tenez-vous sur un paillasson sec.

d) *Alors seulement,* écartez la victime du fil, en veillant à ce que celui-ci ne vienne pas vous frapper, vous ou un témoin.

e) Appliquez la respiration artificielle. Traitez la brûlure s'il y en a une. Le patient une fois ranimé, donnez-lui un cordial.

N.-B. — Le même traitement est à suivre en cas de fulguration, c'est-à-dire quand quelqu'un est frappé par la foudre. Avec cette différence qu'on n'a pas à s'occuper de « s'isoler ».

**81. En hiver ; la glace cède sous un patineur.
Comment vous portez-vous à son secours ?**

a) Ne pas s'approcher du trou en patinant.

b) Lui lancer en le faisant glisser sur la glace votre
bâton de boy-scout ou une planche, afin qu'il s'y sou-
tienne en le plaçant dans la largeur du trou, ou avancer
jusqu'à lui une échelle, posée à plat sur la glace, ou
enfin jeter une corde (nœud de chaise).

c) Si tout instrument vous fait défaut, *rampez* à
plat ventre jusqu'au bord du trou, avec lenteur et
grandes précautions, et là aidez le patineur.

d) Si la victime a disparu sous la glace, il est presque impossible d'en entreprendre le sauvetage à vous
tout seul.

82. Comment arrêtez-vous un cheval emballé ?

a) Ce qu'il ne faut pas faire : ne jamais se tenir au
milieu de la rue, les bras écartés, comme pour effrayer
ou arrêter l'animal : bon moyen de se faire renverser
et écraser.

b) Ce qu'il faut faire : se ranger de côté, se laisser
légèrement dépasser par le cheval, et si l'on est à
gauche par exemple, saisir les rênes de la main gauche
aussi près que possible de la bouche de l'animal, tandis
que de la main droite on s'accroche au brancard à sa
partie antérieure, *entre le bout et l'endroit où les
courroies passent dans le brancard* (afin de n'être pas
atteint par les roues) ; peser fortement sur les rênes
pour abaisser la tête du cheval en la tournant vers

soi sur le côté : l'animal ne peut plus continuer sa course en droite ligne, il s'arrêtera.

c) Dans ce mouvement, veiller à ne pas se faire écraser contre une borne ou un réverbère.

d) Si le camion est attelé de deux chevaux, un enfant ne peut essayer de l'arrêter : il serait infailliblement entraîné. Sauter sur le camion par derrière, et tâcher de ressaisir les rênes.

e) Pour prévenir une catastrophe imminente, par exemple si l'animal échappé passait devant une école à l'heure de la sortie des enfants, mieux vaudrait encore, si l'on ne peut user d'autre moyen, lui jeter dans les jambes un objet lourd et encombrant qui le fera tomber, par exemple une chaise prise à la terrasse d'un café, ou — sacrifice méritoire — votre propre bicyclette.

83. Vous rencontrez un charretier qui frappe à tour de bras sur son cheval qui s'est abattu. Que faites-vous ?

a) Prier poliment le charretier de cesser de maltraiter l'animal.

b) Si la bête est effrayée, la calmer en la flattant, lui donner du sucre (main grande ouverte).

c) La dételer complètement et *lui donner un point d'appui* pour qu'elle puisse se relever : ce point d'appui sera tout simplement une couverture, une bâche, une paire de sacs, au besoin un vêtement que vous placerez sous ses pieds de devant et qui l'empêcheront de glisser de nouveau et de se couronner.

84. Un garçon de dix ans, au tournant d'une rue, se trouve en face d'une auto sans avoir le temps de se garer. Que peut-il faire de mieux ?

Sauter à califourchon sur le capot et s'y cramponner jusqu'à ce que l'auto s'arrête (1).

85. Que faire lorsqu'on est poursuivi par un chien enragé ?

Lui faire face. Se protéger en tenant devant soi horizontalement, à hauteur du genou, une canne, un cache-nez ou un mouchoir tendu entre les deux mains. L'animal voudra enlever cet obstacle avec sa patte avant de mordre. On en profitera pour lui appliquer un vigoureux coup de pied sur la mâchoire. Fuir ensuite. (En cas de morsure, voir question 17, page 16).

86. Dans un incendie, il ne reste plus d'autre ressource à une victime que de se jeter par la fenêtre du premier étage dans une couverture ou une bâche. Quelles précautions prenez-vous pour éviter une catastrophe ?

La couverture doit être double ; il faut au moins huit personnes pour en tenir les coins et le milieu de chaque côté ; la couverture doit être aussi tendue que possible. Si l'on peut se faire entendre, crier à la personne sinistrée de s'élancer, non pas les pieds en avant, mais à plat ventre et les bras écartés.

(1) Telle est la solution improvisée par un petit scout de notre connaissance. Elle a parfaitement réussi.

CHAPITRE VIII

Transport

87. Avec quoi peut-on improviser une civière?

Des bâtons de scouts (1 m. 80 de longueur, 3 cm. 1/2 de section), des balais (en lier deux ensemble pour avoir un montant d'une solidité suffisante), des fusils, les

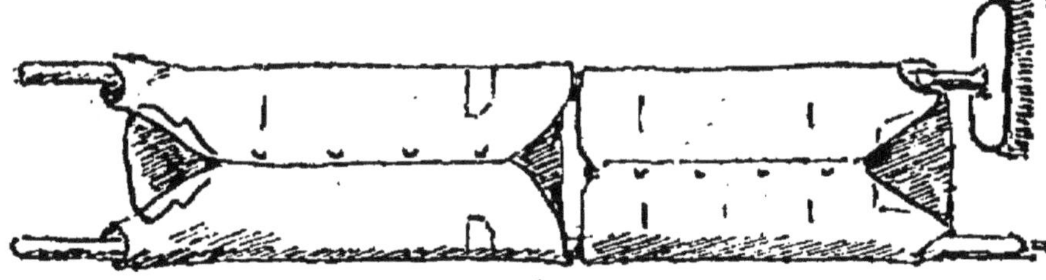

pieux de fer d'une palissade, le manche d'une fourche ou d'un rateau, des jalons d'arpenteur (deux ensemble) peuvent fournir les bras de la civière. Deux gilets, deux vestons boutonnés après qu'on en a retourné les manches à l'intérieur, un ou deux sacs ouverts aux deux bouts, un treillis de fil de fer, une corde lacée d'un bras à l'autre, une toile de tente, une couverture ou un grand manteau plié en trois et que le poids même du blessé empêchera de glisser, formeront la couchette.

Faute de mieux, une échelle, une porte d'appartement, un volet, voire une table, peuvent tenir lieu de tout appareil.

88. Quelles sont les règles indispensables à observer en transportant un blessé sur une civière ?

a) Si la civière est improvisée, *l'essayer* avant d'y déposer le blessé.

b) *Ne point marcher au pas.* Le brancardier d'avant mettra en terre le genou gauche, celui d'arrière, le genou droit.

c) Ne pas porter la civière sur les épaules.

d) La maintenir toujours horizontale.

e) Éviter les secousses, si minimes soient-elles, en chargeant, transportant et déposant.

f) Le brancardier d'arrière doit surveiller constamment le visage du blessé, au cas où il donnerait des signes de faiblesse et supporterait mal le transport.

89. Que faut-il observer quand on monte ou descend un escalier avec une civière chargée ?

a) Les porteurs doivent croiser les bretelles sur leur poitrine.

b) Maintenir la civière horizontale.

c) Transporter le blessé, la tête en avant en montant, les pieds en avant en descendant, *à moins qu'il ne s'agisse d'une fracture des membres inférieurs.* En ce cas procéder inversement : monter, les pieds en avant, descendre, la tête en avant, afin que le membre blessé n'ait pas à supporter le poids du corps.

90. Vous transportez une personne à demi évanouie en faisant avec un camarade le « siége à deux mains ». Comment devez-vous tous deux placer votre main libre ?

Sur la hanche l'un de l'autre. Si on la plaçait sur l'épaule, le blessé pourrait glisser entre le siége formé par les mains et le dossier ainsi constitué.

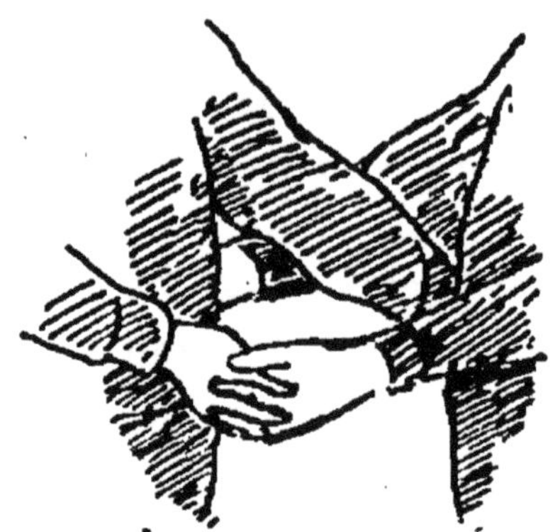

SIÈGE A DEUX MAINS
(Les doigts entrelacés)

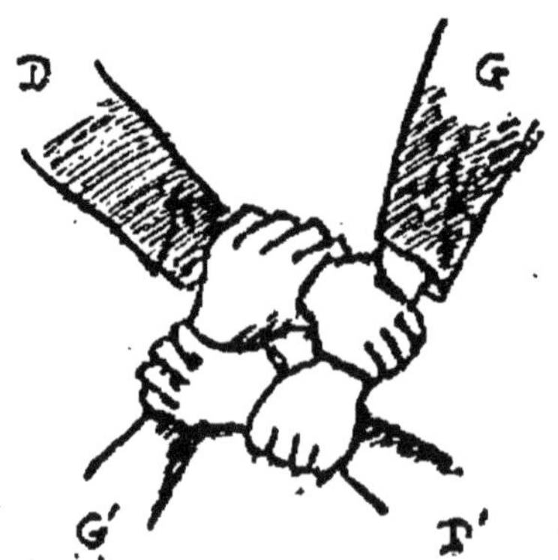

SIÈGE A QUATRE MAINS
Chacun saisit sa main gauche avec sa main droite, puis la droite de l'autre avec sa gauche

91. Vous trouvez au second étage d'une maison en feu, un jeune homme à demi asphyxié ; en voulant le transporter, vous vous apercevez qu'il a le bras droit cassé. Comment le sauvez-vous ?

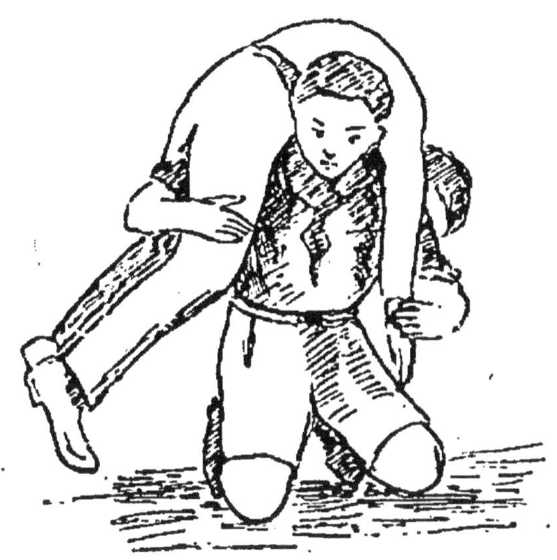

LE COUP DU POMPIER

En se relevant, le sauveteur saisit le bras de la victime avec le bras qu'il a passé entre les jambes, et conserve ainsi l'autre main libre.

En faisant le « coup du pompier ». Mais le sauveteur chargera le blessé à sa gauche, c'est-à-dire qu'il passera son bras gauche entre les jambes de la victime préalablement couchée en travers de ses épaules ; de la main gauche ramené par devant, il saisira le bras valide du blessé. c'est-à-dire le bras gauche, Si le bras droit était cassé, il chargerait le blessé par sa droite à lui. sauveteur.

92. Dans un incendie encore, la victime, une fillette, a les deux avant-bras cassés. Vous n'avez plus d'issue que par la fenêtre à laquelle a été appliquée l'échelle inclinée des pompiers. Comment transportez-vous l'enfant ?

Si on en a le temps, lui placer les bras allongés sur le corps, et les maintenir par un lien quelconque. La déposer sur l'appui de la fenêtre. Enjamber la fenêtre, et descendre quelques échelons, face au mur. Puis, quand vos bras sont à la hauteur de la fenêtre, saisir l'enfant de vos deux mains, l'appuyer, en la maintenant horizontalement, contre votre poitrine, et descendre lentement, en laissant glisser vos mains le long des montants de l'échelle.

En cas de danger imminent, se rappeler qu'il vaut mieux risquer d'aggraver une fracture que de s'exposer à ne plus pouvoir passer à travers les flammes.

CHAPITRE IX

Comment avertir

I. — Le Docteur et le Prêtre

93. Le secouriste n'étant pas un médecin, doit se borner à rendre les soins immédiatement nécessaires. A moins qu'il ne s'agisse d'un accident insignifiant, il devra toujours faire chercher le docteur, et si le cas est grave (chute sur la tête entraînant évanouissement, attaque d'apoplexie, hémorragie abondante, etc.) son devoir est d'avertir également *le prêtre*.

94. Les Scouts sachant par expérience combien les transmissions de messages verbaux sont fautives et incomplètes, il est bon de s'habituer à rédiger des « fiches d'accident » que l'on fera porter d'urgence, par un cycliste, si on en a un sous la main.

Les indications *essentielles* à transmettre au médecin seront la *nature de l'accident* et *l'endroit* où se trouve la victime. Quelquefois il sera plus sûr d'indiquer non pas la nature de l'accident, mais *sa cause*, et d'inscrire par exemple : « chute sur la tête, d'un 1ᵉʳ étage, blessé évanoui », plutôt que de noter « fracture de la base du crâne », ce que le médecin reconnaîtra mieux que vous.

L'âge apparent et le sexe de la victime peuvent être utiles à connaître. Le nom n'importe absolument pas. Ne perdez donc point de temps à chercher sur le blessé une carte d'identité.

95. Voici des exemples-types de « fiches d'accident ». Les Scouts devraient avoir toujours sur eux quelques fiches imprimées dont ils n'aient à remplir que les blancs.

On demande d'urgence un médecin pour
(Victime de l'accident) *ouvrier*
(Nature) *touché par fil électrique de tramway, évanoui*
(Lieu) Rue *Nationale* **en face du n°** 27
　　　(ou route de...)

Endroit où on a transporté le blessé :

> *Pharmacie X...*
> *Café Z..., rue... n°...*
> *à son domicile, rue... n°...*

Heure : *15 h. 10.*

> **Signature du Secouriste :**
> *Pierre Verly.*

96. Les mêmes indications peuvent figurer sur le billet destiné **au prêtre**. Si la victime est un petit enfant qui n'a pas encore atteint l'âge de raison, prévenir le prêtre n'est pas cependant inutile : trop d'enfants actuellement sont exposés à mourir sans baptême.

En tout cela agir avec tact.

II. — La famille

97. Si l'accident a lieu dans la rue et s'il présente tant soit peu de gravité, il faut songer à prévenir la famille de la victime. Ici surtout la plus grande délicatesse est indispensable : une mauvaise nouvelle annoncée brusquement peut causer la mort de la personne qui l'apprend.

Si la victime peut parler, s'enquérir de son adresse, ou lui demander où elle désire qu'on la transporte ; si elle a perdu connaissance, consulter sa carte d'identité, ou l'enveloppe d'une lettre qu'elle porterait en poche.

Si l'accident, sans être très grave, exige cependant le transport en civière ou des pansements apparents à la figure, pansements plus ou moins ensanglantés, il est bon d'envoyer un messager annoncer le fait au domicile de la victime. C'est chose nécessaire si l'accident est grave, et plus encore, s'il est mortel.

Lorsque parmi les témoins de l'événement, vous ne voyez pas de grande personne qui vous paraisse capable d'annoncer délicatement la mauvaise nouvelle, rédigez un billet pour la famille : quelle que soit la gravité de l'accident, il faut toujours, en ce cas, la diminuer pour éviter aux parents des émotions trop fortes.

98. Voici quelques modèles :

1° Il s'agit, supposons-le, d'une fracture à la jambe.

Monsieur,

Votre petit garçon, Jean Dupont, vient d'être heurté par une auto ; il a la jambe assez contusionnée. Nous l'avons transporté pour lui donner les premiers soins rue... n°...

Le médecin, D^r..... est prévenu (ou bien : le docteur X..... vient d'arriver et dit que cela ne sera rien).

Ne vous effrayez donc pas si nous vous ramenons votre cher petit en voiture (ou : sur un brancard).

Nous serons chez vous dans (indiquer combien de temps).

Signature du Secouriste.
(lisible) (1).

Pliez le billet sans le cacheter et écrivez au revers l'adresse de la famille. **Faites-le lire au messager** afin qu'il ne dise pas autre chose que ce que vous avez écrit.

2ᵉ cas. Accident plus grave : écrasé par un tramway.

Monsieur,

J'ai le regret de vous annoncer que M. (ici le nom de la victime, d'après sa carte d'identité : c'est plus sûr que d'indiquer le degré de parenté, sur lequel on peut faire erreur)..... vient d'être blessé dans la rue..... en face du n°... par un tramway qu'il n'avait pas aperçu à temps. Nous l'avons transporté aussitôt à la Pharmacie X... en faisant prévenir immédiatement M. le docteur Z... Nous vous attendons rue..... n°...

Signature (lisible).

---

(1) Dans les messages de Scouts, les noms propres doivent toujours être écrits en capitales d'imprimerie.

99. Si la victime était morte sur le coup, gardez-vous bien de le dire, mais envoyez un premier billet alarmant annonçant le genre d'accident et ajoutez **« état très grave »**. Ou bien allez vous-même annoncer cette demi-vérité, et faites-vous suivre à quelques minutes d'intervalle d'une grande personne témoin de l'accident, et que vous aurez priée d'annoncer toute l'étendue du malheur. Entre temps, tâchez d'être assez habile pour empêcher les parents (surtout les femmes) de se rendre sur le lieu de la catastrophe, en prétextant l'émotion que cela ferait au blessé, etc., afin d'éviter que la nouvelle ne leur soit annoncée brutalement en cours de route, au risque de causer une syncope ou une attaque de nerfs.

APPENDICE I

100.

LES NŒUDS
QU'IL FAUT SAVOIR EMPLOYER
EN CAS D'ACCIDENT

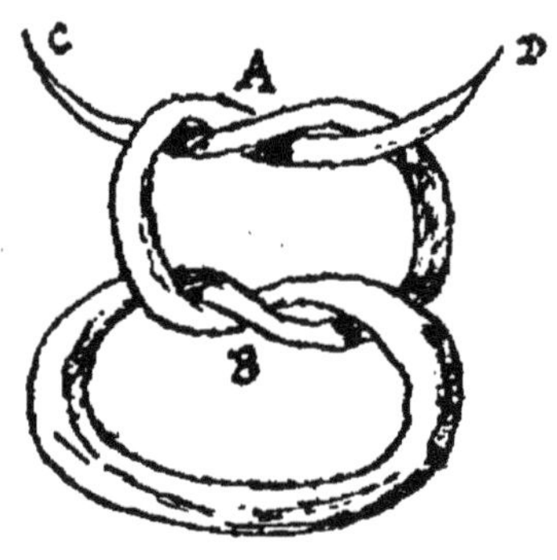

NŒUD DROIT

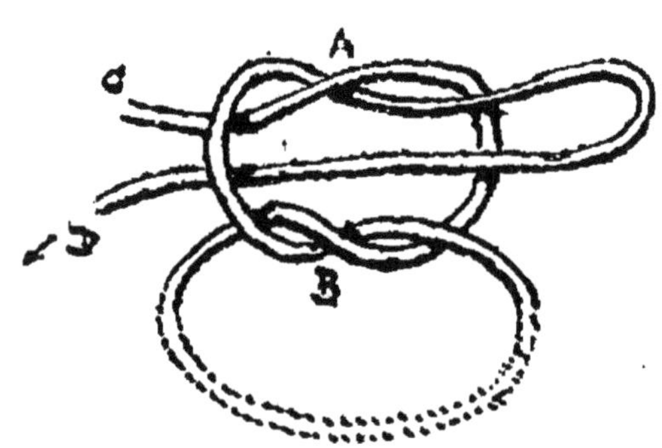

NŒUD DROIT GANSÉ ou
DEMI-ROSETTE

Le nœud droit est LE SEUL employé pour nouer les bandages, ou pour faire un tourniquet. — Si on dispose d'un bandage assez long, ganser le nœud en demi-rosette : il se défera instantanément dès qu'on tirera en D.

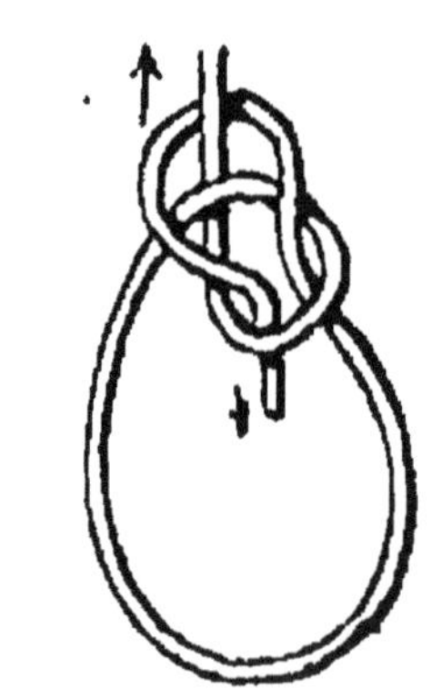

NŒUD de CHAISE SIMPLE

*Sauvetages : Hisser ou descendre, en plaçant le grand anneau sous les aisselles, le nœud **devant** la victime.*

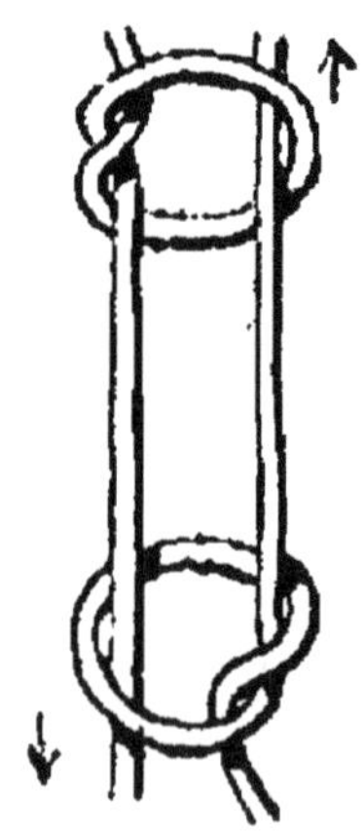

Nd de GRAPPIN ou de PÊCHEUR

Pour allonger cordes de sauvetage en nouant par ex. un drap à une corde. Serrer dans le sens des flèches.

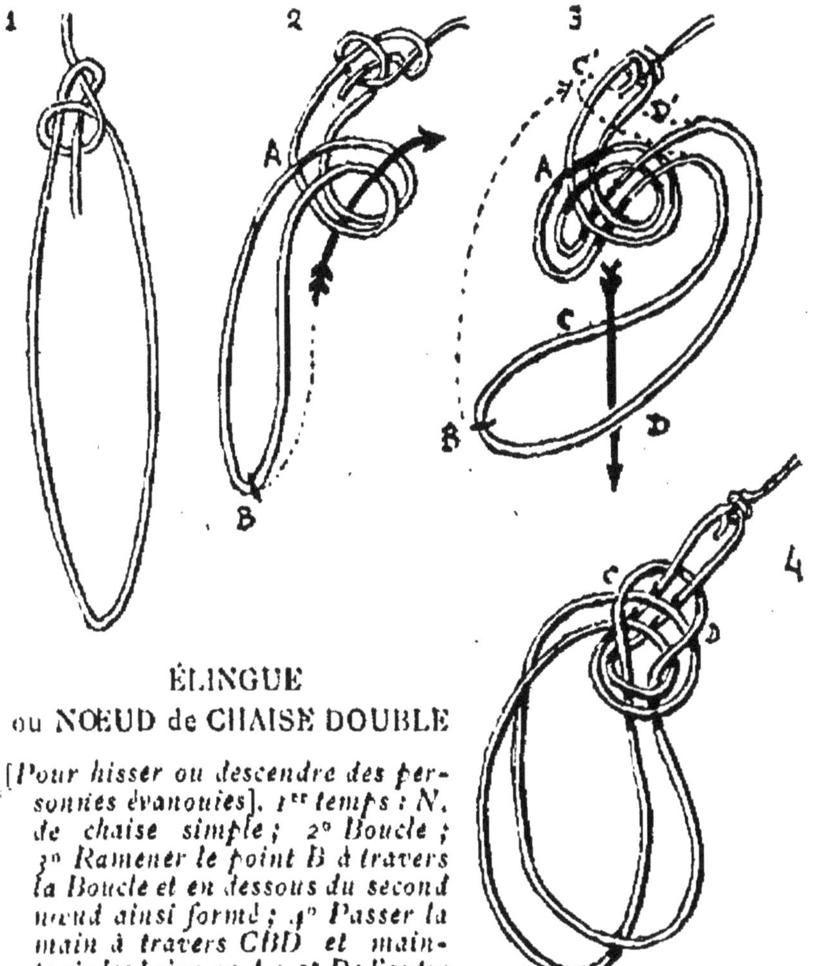

ÉLINGUE
ou NOEUD de CHAISE DOUBLE

[Pour hisser ou descendre des per-
sonnes évanouies]. 1er temps : N.
de chaise simple ; 2° Boucle ;
3° Ramener le point B à travers
la Boucle et en dessous du second
nœud ainsi formé ; 4° Passer la
main à travers CBD et main-
tenir les brins en A ; 5° De l'autre
main ramener l'extrémité B tout
en haut près du nœud de chaise simple de façon que CD
arrivent en C'D' : Serrer. On a ainsi deux grands anneaux :
en passer l'un sous les aisselles, l'autre sous le bas-ventre de
la victime tournée face vers la terre, ou bien sous les cuisses
si on la transporte dos vers la terre.

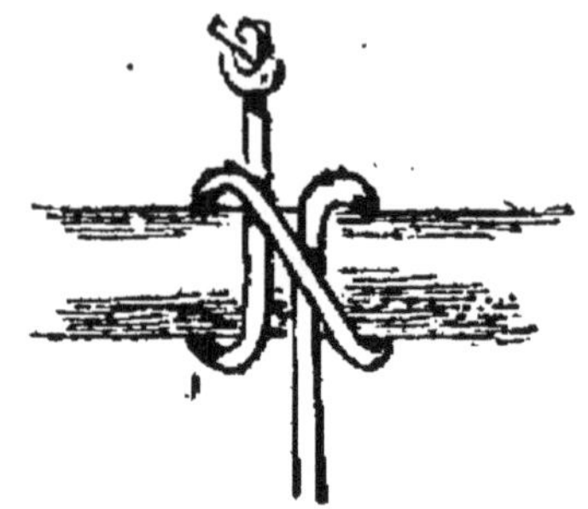

NOEUD de CABESTAN

Pour suspendre une corde de sauvetage à la traverse d'une fenêtre (Incendie, etc.). Serrer les deux tours l'un contre l'autre

I   **II**

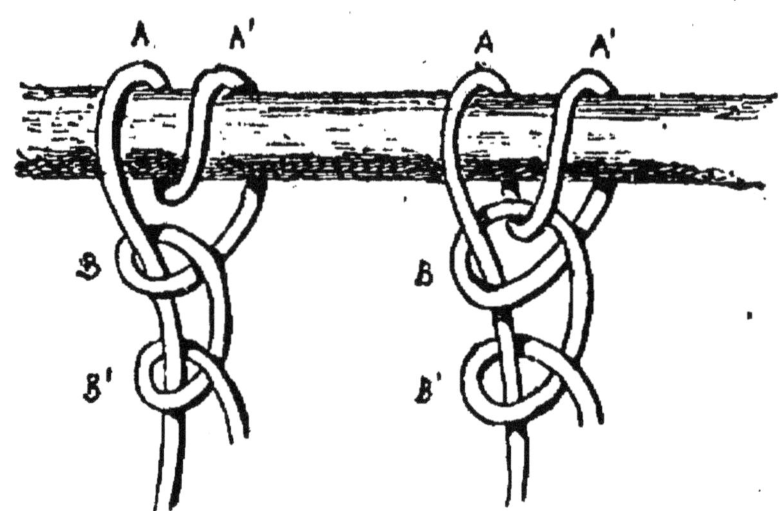

I. TOUR MORT et DEUX DEMI-CLÉS.
II. NOEUD D'ANCRE.

A A' = tour mort. B et B' = demi-clés. Pour faire le nœud d'ancre, il suffit de passer la première demi-clé entre le tour mort et la barre de suspension. Serrer B' contre B. Ces deux nœuds, tour mort et demi-clés et nœud d'ancre, offrent bien plus de sécurité que le nœud de cabestan ordinaire. Remarquer qu'ils sont d'ailleurs composés d'un nœud de cabestan, constitué par les deux demi-clés serrées l'une contre l'autre.

.101. Ce qu'il faut avoir comme Pharmacie à la Maison

Teinture d'Iode.	Usage universel, plaies, rhumes, etc. La renouveler fréquemment.
Éther.	Étourdissements.
Eau de mélisse.	Douleurs d'estomac.
Alcool camphré.	Foulures, rhumatismes.
Élixir parégorique.	Coliques.
Arnica.	Contusions, « bosses ».
Ammoniac.	Évanouissements.
Ipéca.	Vomitif.
Acide borique.	Pour faire de l'eau boriquée antiseptique.
Acide phénique.	(*Jamais pur*), lavages antiseptiques.
Acide picrique.	Brûlures.
Bougie d'ambrine.	»
Cachets d'antipyrine ou d'aspirine.	Maux de tête.
Cachets de quinine.	Fièvre.
Huile gomenolée.	Rhumes de cerveau.

Gaze phéniquée.
Ouate hydrophile.
Bandes aseptisées.
Sparadrap. (Adhesive
    plaster).
Ciseaux.
Lancette.
Epingles de sûreté.
Plusieurs pinceaux.
Lampe à alcool.
Thermomètre de médecin.

A conserver dans des paquets et des boîtes fermées.

APPENDICE III

102. Ce qu'un Scout doit toujours avoir sur soi

même quand il n'est pas en uniforme

Teinture d'iode et pinceau (pour toutes les plaies).

Éther ou ammoniac (pour faire respirer aux évanouis).

Acide picrique (pour les brûlures).

Arnica (pour les contusions, empêche les « bosses »).

Cognac ou rhum (stimulant après syncopes, etc.).

Un petit carré de gaze plié.

Un carré de ouate ou de coton hydrophile.

Une bande roulée, ou un mouchoir propre.

Un morceau de sparadrap (adhesive plaster) pour les coupures.

3 épingles de sûreté.

Le tout peut tenir dans une petite boîte de 10 $\times$ 10 cm. facile à mettre en poche.

Un vrai Scout ne sort jamais sans sa trousse, et sans une corde solide, longue de quelques mètres et roulée en boudin, attachée à sa ceinture.

Car il doit toujours

ÊTRE PRÊT.

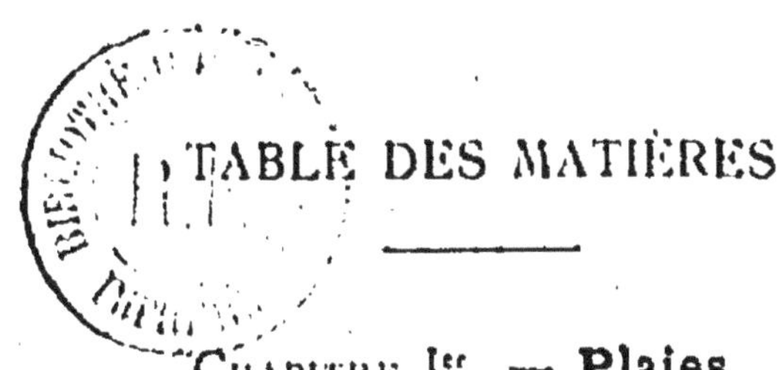

TABLE DES MATIÈRES

CHAPITRE Iᵉʳ. — **Plaies**

CHAPITRE II. — **Brûlures**

Chapitre III. — **Fractures**

Chapitre IV. — **Empoisonnements**

Chapitre V. — **Evanouissements, Crises**

CHAPITRE VI. — **Asphyxie**

CHAPITRE VII. — **Accidents divers**

Chapitre VIII. — Transport

Chapitre IX. — Comment avertir

I. *Le Médecin*

II. *La Famille*

Appendices

LIBRAIRIE

Eclaireurs », de BADEN-POWELL.
Le Livre des Louveteaux, de BADEN-POWELL.
Manuel de l'Eclaireur, de H. BONNAMAUX.
Le Livre de l'Eclaireur, de ROYET.
Memento de l'Eclaireur,   —
La Vocation du Chef Eclaireur, du pasteur DIÉNY.
Comment devenir Eclaireur.
La Méthode des Eclaireurs, de BREITTMEYER.
Pour débuter, de Jean BEIGBEDER.
Manuel de Camping, de Henri et Charles BONNA-
   MAUX.
Le Camp d'Eclaireurs, de LOUP-BLANC.
Jeux de plein air et d'intérieur, Kelly JENTZER.
Jeux et exercices physiques, SÉHÉ.
Le Livre de nos garçons, pasteur GALLIENNE.
Les Boy-Scouts, de VUIBERT.
Souvenirs entomologiques, de FABRE.
200 Jouets qu'on peut faire soi-même avec les
   plantes.
La Science amusante, de Tom TIT.
Les Bons Jeudis   —
Bulletins mensuels d'Eclaireurs.
Affiches couleurs. La Veillée autour du feu de
   camp.
Les Plantes sauvages dangereuses et utiles.
La nature en images.
Carnet du Chef de Patrouille, par CHERCHEUR
   D'HERMINES.

Jeux d'Eclaireurs (*Manuel de jeux*), par J. LOISEAU
Le Livre de la Piste (*Manuel d'initiation au pistage*)
    par J. LOISEAU.
Programme d'activité pour Patrouille et Troupe
    par E. PAROLDI.
Qu'est-ce que le Scoutisme ? (*Notice de propagande*)

Tous ces ouvrages sont en vente :

A LA GRANDE MAISON

37, rue Etienne-Marcel — PARIS

Ouvrages en préparation

Manuel rationnel d'initiation au Scoutisme.
Le Scoutisme. Etude documentaire et applications.
Recueil d'analyses de l'œuvre de Baden-Powell et ses applications.
Le Système des Patrouilles, *formule française.*
Le Livre de la Forêt.
Manuel de Scoutisme féminin.

CAHORS, IMP. COUESLANT (*personnel intéressé*). — 22.808

9 782329 177748